EAUX MINÉRALES

DE

SAINT-NECTAIRE

PAR

LE Dʳ THIBAUD

MÉDECIN A SAINT-NECTAIRE.

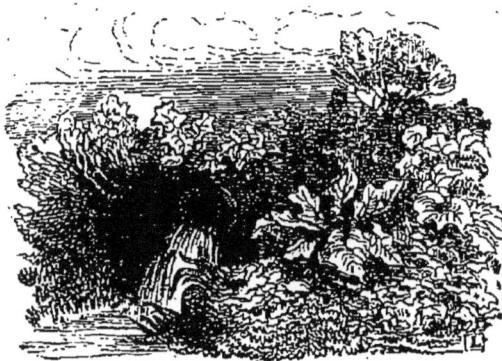

CLERMONT-FERRAND

TYPOGRAPHIE FERDINAND THIBAUD, LIBRAIRE

Rue Saint-Genès, 8-10.

1868.

EAUX MINÉRALES

DE

SAINT-NECTAIRE

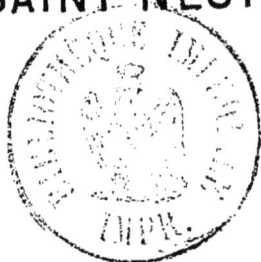

CLERMONT-FERRAND. — TYP. DE FERDINAND THIBAUD.

EAUX MINÉRALES

DE

SAINT-NECTAIRE

PAR

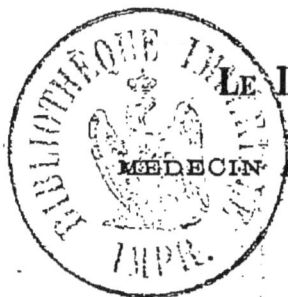

LE Dr THIBAUD

MÉDECIN A SAINT-NECTAIRE.

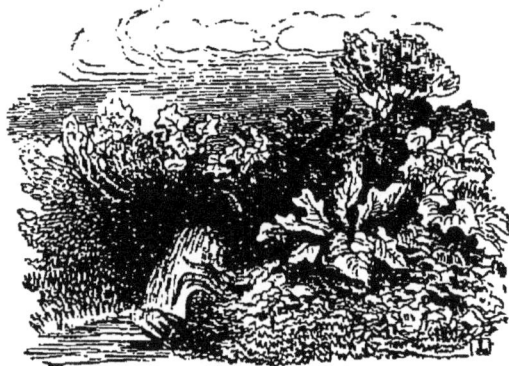

CLERMONT-FERRAND

TYPOGRAPHIE FERDINAND THIBAUD, LIBRAIRE

Rue Saint-Genès, 8-10.

1868.

ITINÉRAIRE.

Saint-Nectaire, placé dans la partie sud-ouest du département du Puy-de-Dôme, à 40 kilomètres de Clermont, n'a, avec le chef-lieu, aucune communication directe, en ce sens, qu'un service journalier de diligences n'est pas établi entre les deux; mais il est facile de trouver des voitures de louages qui transportent à volonté les baigneurs de l'un à l'autre point.

Ce moyen le plus simple n'est pas le plus suivi, les voyageurs préfèrent généralement se servir du chemin de fer qui les conduit rapidement à Coudes ou à Issoire.

A Coudes, on trouve un omnibus du chemin de fer qui fait le service jusqu'à Champeix. Là, les baigneurs prennent place dans

les omnibus ou les voitures des maîtres
d'hôtel de Saint-Nectaire qui viennent les y
attendre quand ils sont avertis.

A Issoire, il y a une diligence qui dessert
à la fois Saint-Nectaire et le Mont-Dore. En
outre, le voyageur a encore la ressource des
voitures à volonté, qui, pour des prix mo-
dérés, se mettent à sa disposition.

D'Issoire à Saint-Nectaire, la route paraî-
trait un peu longue, si l'attention ne trou-
vait à se distraire par une foule de curiosités
et de beautés naturelles. C'est tantôt un phénomène géologique, tantôt un beau paysage.
Ici le spectacle de l'abondance et de la ferti-
lité, plus loin, un site sauvage et aride.

On parcourt d'abord une vaste plaine. La
route, en ligne droite, est bordée de champs
aux riches moissons. Bientôt on arrive à Per-
rier. Au-dessus du village et dans le flanc
de la montagne à laquelle il est adossé, se
voient des grottes naturelles. C'est là que le
village a pris naissance. A mesure que la
richesse et le sentiment du bien-être se sont

développés, les habitants ont abandonné ces
cavernes et se sont construit des habitations
plus saines et plus commodes. Aujourd'hui,
ces excavations très-curieuses sont presque
toutes abandonnées.

Au-dessus de ces grottes, et presque au
sommet de la montagne, est tracée une longue ligne horizontale que, sans être géo-
logue, l'on attribue de suite à l'effet des
eaux. Nulle part, en effet, le lac qui recou-
vrait toute la Limagne, n'a laissé une trace
aussi incontestable de son existence. Pendant
une période difficile à calculer, la vague est
venue battre le rocher. Peu à peu, elle l'a
entamé et creusé, et, malgré la longue suite
des siècles qui se sont succédé depuis l'écou-
lement des eaux, l'empreinte est toujours là,
ineffaçable.

Tandis que l'œil suit avec intérêt les diverses sinuosités de cette ligne longue de plusieurs kilomètres, la route monte et conduit
sur un grand plateau que l'on traverse. On
descend ensuite longtemps à travers de beaux

vignobles, on passe à côté de Neschers, et enfin on arrive à Champeix.

De ce point, les voyageurs, venant de Coudes ou d'Issoire, suivent une même route qui côtoie la Couze jusqu'à Saint-Nectaire. Assez large d'abord et bien cultivée, la vallée dans laquelle cette rivière coule, se rétrécit subitement au delà de Montaigut-le-Blanc, et devient une gorge d'un aspect sauvage. Ici, toute trace de culture disparaît; à droite, ce ne sont que blocs énormes de roches basaltiques amoncelés sans ordre sur les montagnes; à gauche, au contraire, c'est une forêt de sapins dont le sombre feuillage fait contraste avec la pâle couleur des rochers voisins. Plus loin, sans varier, la scène change de côté, les rochers sont à gauche, tandis que les bois se sont transportés à droite. Dans le fond du ravin, dont on suit les contours, la Couze fait entendre son murmure monotone. Enfin, à un dernier détour de la route, l'horizon s'agrandit tout-à-coup. Au premier plan, on voit le joli village

de Verrières dont deux énormes rochers,
d'un effet pittoresque, semblent garder l'entrée. Au delà, une grande plaine; au fond,
un cercle de montagnes, au milieu duquel se
trouve le puy d'Eraigne.

On laisse Verrières à gauche, et après un
court trajet, on arrive à Saillens, le dernier
village avant Saint-Nectaire. A mesure que
l'on avance, la masse du puy d'Eraigne se détache plus distincte. On admire la belle forêt
qui le couvre, enfin, on l'atteint, et brus-
quement l'on entre dans Saint-Nectaire ca-
ché derrière un de ses contreforts.

Ce premier groupe d'habitations constitue
ce qu'on appelle Saint-Nectaire-le-Bas. A
douze cents mètres plus loin, se trouve Saint-
Nectaire-le-Haut, et sur une hauteur qui do-
mine cet établissement, le village qui a donné
son nom aux bains.

SOURCES ET ÉTABLISSEMENTS.

Décrivons d'abord Saint-Nectaire-le-Bas, le plus important par la richesse et le nombre de ses sources.

La route qui conduit à Saint-Nectaire le traverse et se continue ensuite en prenant le nom de route du Mont-Dore. Un embranchement, nouvellement exécuté, mène à Saint-Nectaire-le-Haut. A la réunion de ces deux routes, vient aboutir une allée de tilleuls qui sert d'avenue à l'un des établissements de Saint-Nectaire-le-Bas : l'établissement Boette.

Il se compose d'un bâtiment de forme carrée. Au rez-de chaussée, une salle donne accès dans 10 cabinets comprenant 12 baignoires en pierres. Chaque cabinet est muni d'une douche descendante. Dans la salle formant le vestibule de ces cabinets coule *la petite*

source Boette qui se prend en boisson et sert
à l'administration des douches oculaires. Son
débit est de 31,600 litres en 24 heures. A
cette portion centrale de l'établissement se
trouve rattachée une annexe où depuis l'année dernière il a été construit trois cabinets
dits de luxe. Ces cabinets possèdent aussi de
fortes douches descendantes.

Un cabinet spécial pour les douches oculaires va être installé dans cette annexe avec
tous les appareils nécessaires pour le traitement. Il est à remarquer que l'eau qui sert
à cet usage est prise à l'œil de la source, et
qu'elle ne peut s'altérer, n'étant pas soumise
à l'action de l'air. La *petite source Boette*
est celle qui, jusqu'à présent, nous a fourni
les meilleurs résultats.

Au premier, dans une pièce obscure, vient
jaillir la *grande source Boette* : cette source
dégage une grande quantité d'acide carbonique, ce qui en rend l'approche et l'éclai-
rage difficile. Elle fournit 42,000 litres d'eau
en 24 heures. Elle est immédiatement divi-

sée en deux : une partie sert en bains de pieds, l'autre se rend dans les réservoirs. La petite source a une température de 44°, et la grande de 40°.

Analyses des deux sources Boette, par M. Jules Lefort.

SOURCES BOETTE.

ANALYSE TROUVÉE.

	PETITE SOURCE.	GRANDE SOURCE.
Oxygène et azote.......	indéterminés.	indéterminés.
	grammes.	grammes.
Acide carbonique libre et combiné.	2,7660	2,9270
— sulfurique.	0,0907	0,0924
— chlorhydrique. ...	1,7244	1,7519
— iodhydrique......	traces très-sensibles.	traces très-sensibles.
— silicique.	0,1128	0,1009
— arsénique........	traces.	traces.
— phosphorique.....	traces sensibles.	traces sensibles.
Potasse...	0,0244	0.0255
Soude..	2,3381	2.3160
Chaux...............	0,2562	0,2615
Magnésie...........	0,1465	0,1543
Alumine.............	0,0250	0,0214
Strontiane........ ...	0,0040	0,0051
Oxyde de fer (Fe O). ...	0,0052	0,0058
Matières organiques bitumineuses..........	traces très-apparentes.	traces très-apparentes.
	7,4910	7,6396

La composition hypothétique de l'eau de ces sources peut être représentée ainsi :

	PETITE SOURCE.	GRANDE SOURCE.
	grammes.	grammes.
Acide carbonique libre..	0,8600	1,0599
Oxygène et azote......	indéterminés.	indéterminés.
Chlorure de sodium. ...	2,7653	2,7743
Iodure de sodium......	traces très-sensibles.	traces très-sensibles.
Bicarbonate de soude...	1,9511	1,8564
— de potasse..	0,0471	0,0450
— de chaux...	0,6590	0,6722
— de magnésie	0,4681	0,4950
— de protoxyde de fer............	0,0115	0,0128
Sulfate de soude.	0,1609	0,1659
— de strontiane...	0,0070	0,0080
Arséniate de soude.....	traces.	traces.
Phosphate de soude....	traces très-apparentes.	traces très-apparentes.
Alumine............	0,0250	0,0214
Acide silicique.......	0,1128	0,1009
Matière organique bitumineuse..........	traces très-sensibles.	traces très-sensibles.
	7,0642	7,2078

SOURCE ROUGE.

Dans l'angle formé par la route du Mont-Dore et celle de Saint-Nectaire-le-Haut, est construit un petit kiosque assez élégant qui renferme la *source Rouge*. Cette source qui, par un caprice de son propriétaire, se trouve malheureusement à peu près inutile, doit son nom à la couleur du dépôt qu'elle forme. Autrefois utilisée en boisson, elle a été depuis sa fermeture remplacée par la *source de la Coquille*. Sous le rapport thérapeutique, celle-ci a rendu les mêmes services que la source Rouge dont elle a à peu près la même composition; mais il est juste de reconnaître que son goût est moins agréable. Il serait donc désirable de voir la source Rouge rendue au public. Sa température est de 25°.

BAINS ROMAINS.

Les Bains Romains, qui doivent leur nom à d'anciennes piscines trouvées sur leur emplacement, se composent d'une vaste salle voûtée et bien éclairée. Sur cette salle viennent s'ouvrir 10 cabinets comprenant 12 baignoires. La plupart des cabinets sont munis de douches descendantes.

En face de la porte d'entrée, et séparant les cabinets 5 et 6, existe un bassin au milieu duquel s'élève une jolie coquille en forme de trèfle. C'est dans ce vase que vient jaillir la *source de la Coquille* dont nous avons déjà parlé. Cette source forme, comme la source Rouge, un abondant dépôt composé de sel de fer et de glairine. Elle est irrégulièrement intermittente. Sa température est de 26° centigrades. Elle donne 25 litres à la minute.

Analyse de la source de la Coquille, par M. Jules Lefort.

	grammes.
Oxygène et azote...............	indéterminés.
Acide carbonique libre et combiné..	5,2545
— sulfurique................	0,0790
— chlorhydrique............	1,5549
— iodhydrique.	traces très-sensibles.
— silicique.	0,0884
— arsénique.	traces.
— phosphorique.	traces sensibles.
Potasse......................	0,0240
Soude......................	2,2141
Chaux......................	0,2662
Magnésie....................	0,1485
Alumine.....................	0,0196
Strontiane...................	0,0004
Oxyde de fer.................	0,0102
Matière organique bitumineuse.....	traces très-apparentes.
	7,6590

La composition hypothétique de l'eau de ces sources peut être représentée ainsi :

	grammes.
Acide carbonique libre.............	1,2946
Oxygène et azote................	indéterminés.
Chlorure de sodium.....	2,4921
Iodure de sodium...............	traces très-sensibles.
Bicarbonate de soude.............	1,9776
— de potasse........ ...	0,0471
— de chaux.............	0,6842
— de magnésie.	0,4745
— de protoxyde de fer....	0,0226
Sulfate de soude.................	0,1401
— de strontiane.............	0,0070
Arséniate de soude.	traces.
Phosphate de soude............ ...	traces très-sensibles.
Alumine.	0,0196
Acide silicique.	0,0884
Matière organique bitumineuse.....	traces très-apparentes.
	6,2578

Des conduits aboutissant à l'œil même de la source amènent son eau dans les deux cabinets contigus. A ces conduits s'adaptent des appareils permettant de prendre des douches vaginales dans le bain, avantage précieux que possèdent peu d'établissements balnéaires. Cette source, ainsi utilisée, s'est toujours montrée très-utile dans les maladies de l'utérus.

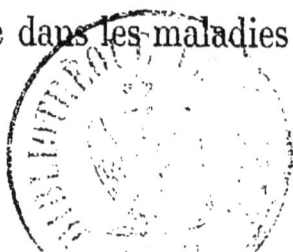

Au premier étage, sont réunis la *Vieille Source* et le *Gros Bouillon*, formant ce qu'on appelle aujourd'hui la *source Mandon chaude*. Le thermomètre y marque 37° 5. Cette source, qui par son bouillonnement fait l'admiration des visiteurs, fournit, outre une grande quantité d'acide carbonique, 86,000 litres par vingt-quatre heures d'une eau très-claire et très-limpide. Une cloche de métal, suspendue à la voûte, permet à volonté de recueillir l'acide carbonique de la source et d'administrer, dans une salle voisine, soit des bains soit des douches de gaz.

Analyse de la source Mandon chaude, par M. Jules Lefort.

Oxygène et azote................	indéterminés.
	grammes.
Acide carbonique libre et combiné..	3,5430
— sulfurique...............	0,1004
— chlorhydrique............	1,5067
— iodhydrique...............	traces très-sensibles.
— silicique.	0,1036
— arsénique............	traces.

Acide phosphorique.	traces sensibles.
Potasse.......................	0,0211
Soude........................	2,2270
Chaux.......................	0,2746
Magnésie.....................	0,1506
Alumine.	0,0205
Strontiane....................	0,0004
Oxyde de fer..................	0,0044
Matière organique bitumineuse.....	traces très-apparentes.
	8,9523

La composition hypothétique de la *source Mandon chaude* peut être représentée ainsi :

	grammes.
Acide carbonique libre...........	1,5308
Oxygène et azote...............	indéterminés.
Chlorure de sodium.	2,4148
Iodure de sodium.	traces très-sensibles.
Bicarbonate de soude.	2,0881
— de potasse...........	0,0407
— de chaux............	0,7060
— de magnésie.	0,4815
— de protoxyde de fer....	0,0097
Sulfate de soude.	0,1781
— de strontiane............	0,0070
Arséniate de soude.............	traces.
Phosphate de soude.	traces très-sensibles.
Alumine......................	0,0205
Acide silicique.	0,1036
Matière organique bitumineuse.....	traces très-apparentes.
	7,5808

SOURCE PAULINE.

En face des Bains Romains, mais séparé par le Courançon qui traverse Saint-Nectaire, se trouve un petit établissement en ruine, appartenant autrefois au sieur Chandèze. Espérons que sous son nouveau propriétaire, M. de Sédaiges, la source *Pauline* reprendra son ancienne importance. Cette source, d'un faible débit, marque 34° centigrades. Elle était surtout employée en douches utérines.

Outre ces trois établissements que nous venons de décrire, Saint-Nectaire-le-Bas se compose encore de plusieurs hôtels de différents ordres et de quelques maisons particulières. Il y a de plus une petite chapelle desservie pendant la saison par un aumônier et par les prêtres qui fréquentent la station.

ETABLISSEMENT DU MONT-CORNADOR.

Cet établissement, situé à Saint-Nectaire-le-Haut, appartient au sieur Mandon. Il se compose de douze cabinets, dont dix seulement peuvent servir. Cinq de ces cabinets sont munis de douches descendantes. L'eau qui alimente les douches et les baignoires vient exclusivement de la *source du Mont-Cornador*. Cette source, d'une température de 39°, fournit 74,880 litres par 24 heures. A côté, il s'en trouve une autre très-faible et intermittente qui sert en douches ascendantes. D'après M. Lefort, cette dernière ne paraît être qu'une partie de la précédente mal captée.

Analyse de la source du Mont-Cornador.

	grammes.
Oxygène et azote...............	indéterminés.
Acide carbonique libre et combiné..	2,9715
— sulfurique................	0,0758
— chlorhydrique..............	1,5592
— iodhydrique...............	traces très-sensibles.
— silicique.................	0,1044

Acide arsénique...............	traces.
— phosphorique.............	traces sensibles.
Potasse......................	0,0554
Soude.......................	1,9090
Chaux.......................	0,2521
Magnésie....................	0,1570
Alumine.....................	0,0171
Strontiane....................	0,0041
Oxyde de fer.................	0,0035
Matière organique bitumineuse.....	traces très-apparentes.
	6,8471

Ces substances élémentaires, converties par le calcul en combinaisons salines anhydres, représentent :

	grammes.
Acide carbonique libre...........	0,9464
Oxygène et azote...............	indéterminés.
Chlorure de sodium.............	2,1464
Iodure de sodium..............	traces très-sensibles.
Bicarbonate de soude...........	2,0001
— de potasse...........	0,0646
— de chaux............	0,6480
— de magnésie.........	0,4584
— de protoxyde de fer....	0,0122
Sulfate de soude...............	0,1509
— de strontiane.............	0,0070
Arséniate de soude.............	traces.
Phosphate de soude.............	traces très-apparentes.
Alumine.....................	0,0171
Acide silicique................	0,1044
Matière organique bitumineuse.....	traces très-sensibles.
	6,5155

Voici la description sommaire des sources actuellement utilisées, mais là ne se borne pas la richesse minérale de Saint-Nectaire. On peut encore en compter une vingtaine de température et d'importance variables.

Quelques-unes, presque froides, servent à faire ces belles incrustations si appréciées des étrangers, et que chaque baigneur emporte comme souvenir et comme objet d'art. Les autres vont simplement mêler leurs eaux à celles du Courançon. Presque toutes sourdent naturellement entre les rochers qui bordent la route de Saint-Nectaire-le-Bas à Saint-Nectaire-le-Haut. Parmi ces sources, citons-en quatre seules dignes d'intérêt. Celle du Sey, assez abondante et marquant 32 degrés, et celles de M. Serre, atteignant l'une 32°, l'autre 40° et la troisième 44°.

Un vaste bassin minéral paraît donc exister sous le terrain de Saint-Nectaire, et si quelques coups de pioche donnés au hasard ont fait découvrir des eaux aussi abondantes que celles qui sont déjà exploitées, que ne pourrait-on espérer de travaux habilement conduits. La quantité actuelle suffit amplement aux exigences du service, et il est légitime de penser que, quelle que soit l'importance ultérieure de Saint-Nectaire, l'eau ne fera jamais défaut et ne sera pas un obstacle à son développement.

Examinons maintenant leurs propriétés générales.

PROPRIÉTÉS CHIMIQUES.

D'après leur composition, elles sont rangées dans la classe des eaux *chlorurées-sodiques*.

L'élément caractéristique de ces eaux est le chlorure de sodium, ou sel marin, dont elles contiennent de 2 à 3 grammes. Le bicarbonate de soude, le sel principal des eaux de Vichy, se trouve dans celles de Saint-Nectaire, dans la même proportion que le chlorure de sodium. Viennent ensuite, en moins grande quantité, des bicarbonates de potasse, de chaux, de magnésie, du sulfate de soude, de l'alumine, de l'oxyde de fer et des matières organiques. Outre ces substances solides, on trouve aussi une énorme quantité d'acide carbonique.

Enfin, M. Jules Lefort a trouvé encore de l'iode à l'état d'iodure de sodium, de l'acide arsénique combiné avec la soude pour former de l'arséniate de soude et du sulfate de strontiane. M. Terreil a nié l'existence de ces trois corps. Quant à nous, sans vouloir décider entre ces deux savants chimistes, nous nous bornons à indiquer les résultats de leurs recherches.

Nous ne nous étonnons même point de ces divergences, car les analyses, même les mieux faites, ne peuvent révéler tous les secrets de la composition des eaux minérales que dans certaines conditions indispensables. Ainsi que l'a démontré M. Lefort, l'arsenic contenu en faible proportion dans les eaux de Saint-Nectaire, ne peut être reconnu et dosé que par l'examen d'une grande quantité d'eau, et non par celui d'un seul litre de liquide. Les eaux de Saint-Nectaire, transportées, ne contiennent, paraît-il, ni sulfure alcalin, ni acide sulfhydrique, et les analyses d'aucun auteur n'en font mention. Cependant, ce gaz a été constaté dans les sources Mandon, par M. Pénissat; dans celles de Boette, par M. Pierre Bertrand; dans celles du Mont-Cornador, par M. H. Lecoq (1). Près des sources, en effet, ce corps révèle sa présence par son odeur *sui generis* d'œufs gâtés et par son action sur les pièces d'argent qu'il colore en noir.

Pour terminer ce qui a rapport aux propriétés chimiques, il nous reste à noter l'effet de ces eaux sur la teinture de tournesol. L'eau prise à la source et contenant encore l'acide carbonique, jouit des propriétés de l'acide et rougit la teinture, mais lorsqu'elle en est débarrassée par l'ébullition, elle est alors

(1) Dictionnaire des eaux minérales du Puy-de-Dôme, par M. V. Nivet.

alcaline et ramène au bleu la teinture précé-
demment rougie avec la même eau.

PROPRIÉTÉS PHYSIQUES.

La densité de la source du Mont-Cornador
est de 1,001. Celle des eaux de Saint-Nectaire-le-Bas, plus chargées de principes mi-
néraux, est en moyenne de 1,003.

Les eaux sont toutes très-transparentes à
leur source, mais, sous l'influence de l'ébullition, ou même à l'air libre, l'excès d'acide
carbonique se dégage. Les bi-carbonates, et,
en particulier, le bi-carbonate de chaux,
maintenus dissous par la présence de l'acide
carbonique, se précipitent et l'eau se trouble.
C'est sur ce phénomène qu'est basée la propriété incrustante que possèdent toutes les
eaux de Saint-Nectaire.

Au toucher, elles sont douces et onc-
tueuses.

Elles forment toutes un dépôt composé de

silice, de carbonate de chaux, d'oxyde de fer, etc., et de matières organiques azotées. Cette matière qui se retrouve dans un grand nombre d'eaux minérales, a reçu le nom de *glairine*. Sa nature est encore peu connue. Selon M. Durand-Fardel, cette matière contient toujours de l'iode, ce qui semblerait donner raison aux analyses de M. Lefort. Elle possède une propriété adoucissante qui atténue un peu l'effet excitant des eaux.

Enfin, comme nous l'avons vu, ces eaux sont thermales, mais à divers degrés. Leur température varie entre 18° et 44°. Les sources, employées en boisson, ont en général de 20° à 25°; celle des bains de 35° à 44°. Les autres ne servent pas au point de vue thérapeutique.

EFFETS PHYSIOLOGIQUES.

Pendant l'administration des eaux, on voit se manifester dans la digestion, la circulation, les sécrétions et l'innervation, divers changements, variables suivant les individus, mais toujours très-utiles à constater. Ils guident en effet le médecin habitué à les observer. Ils lui indiquent quand il doit continuer le traitement, le modifier, le suspendre ou l'arrêter.

Appareil digestif. — Après quelques jours, l'appétit augmente généralement. Cet effet que l'on peut attribuer à l'influence combinée des eaux, du grand air et de l'exercice est surtout sensible chez les enfants. Il se maintient tout le temps de la saison, à moins que les malades ne prennent une trop grande quantité d'eau en boisson. Deux ou

trois verres suffisent pour les grandes personnes, et un verre et demi pour les enfants.
Passé cette dose, il survient de la dyspepsie
et souvent de la diarrhée.

Soif. — Les bains augmentent peu la soif,
mais l'eau en boisson la rend quelquefois
assez vive, mais jamais au point de devenir
une incommodité sérieuse.

Selles. — Chez les personnes qui boivent
de l'eau à la dose ordinaire, on voit les selles
diminuer, puis se suspendre au bout de 5
à 8 jours de traitement. Cette constipation,
qui est le cas le plus ordinaire, survient même
quelquefois chez les malades qui ne prennent
pas d'eau en boisson, mais se contentent des
bains et des douches. Chez les uns comme
chez les autres, elle peut être plus ou moins
grave, et parfois assez rebelle pour exiger
l'emploi journalier de lavements, et même
de moyens plus énergiques.

Respiration. — On n'observe aucun changement dans la respiration lorsque les pou-
mons sont sains, mais les affections des or-

ganes respiratoires doivent être bannies des eaux de Saint-Nectaire sous peine d'aggravation rapide.

Pendant la première partie du bain et durant les premiers jours seulement, il survient quelquefois un sentiment de gêne de la respiration. J'ai vu, dans quelques cas, ce sentiment de suffocation devenir assez pénible pour provoquer la sortie du bain. — Peu à peu cet effet disparaît et le malade continue parfaitement sa saison.

Circulation. — La circulation reste à peu près normale, et, à moins de fièvre thermale exagérée, on observe peu de différence dans le nombre des pulsations, soit avant ou après le bain, soit pendant la durée du séjour à la station.

On peut rattacher à la circulation un phénomène qui se produit très-souvent à Saint-Nectaire. Généralement, la menstruation est avancée de quelques jours et devient plus abondante. — Des femmes arrivées à l'âge de la ménopause et même l'ayant dépassé, en

somme ne perdant plus depuis plusieurs
mois, ou même depuis un an ou deux, voient
avec étonnement leurs règles reparaître. Ce
fait très-commun, dont nous déduirons des
conséquences au point de vue thérapeutique,
vient désagréablement pour les femmes de la
campagne interrompre le traitement et pro-
longer leur séjour aux eaux.

Innervation. — Les troubles de l'innervation sont peu importants. On observe cependant quelques névralgies et particulière-
ment des névralgies dentaires. De plus, le
sommeil qui les premiers jours était bon,
devient peu à peu troublé, interrompu, et
fait souvent place à de longues insomnies.
Ces insomnies ne surviennent généralement
que chez les adultes, les enfants dorment
presque toujours très-bien.

Sécrétions. — Les urines sont un peu
augmentées et deviennent alcalines.

EFFETS GÉNÉRAUX.

Comme toutes les autres eaux minérales, celles de Saint-Nectaire produisent ce que l'on appelle la fièvre thermale, qui présente pour caractères, courbature, faiblesse, chaleur à la peau, accélération du pouls, insomnie, etc. Cette fièvre inévitable et utile même, mais qui ne doit pas dépasser certaines limites très-restreintes, n'est que l'exagération des effets excitants des eaux. L'excitation normale ne se manifeste généralement que par une augmentation de l'appétit et des forces, par une assimilation et une désassimilation plus rapide, et enfin par des changements dans la circulation abdominale tels, que les eaux peuvent être considérées comme ayant des propriétés emménagogues incontestables.

2.

Par l'activité qu'elles impriment à l'absorption, elles deviennent altérantes. C'est cet effet qui est surtout appréciable dans les engorgements ganglionnaires et autres qu'elles dissipent promptement.

On peut aussi les considérer comme toniques, ce qui n'est qu'une propriété corrolaire de leur action principale.

EFFETS THÉRAPEUTIQUES.

SCROFULE.

Les eaux minérales ne sont employées en thérapeutique que dans les maladies chroniques et les diathèses. Parmi ces dernières, la scrofule est une de celles qui retire les meilleurs effets de cette médication. — Mais étant donné un sujet scrofuleux, à quelles eaux convient-il de l'envoyer? Ici, on a le choix entre les eaux sulfureuses et les eaux chlorurées sodiques. Aujourd'hui les résultats d'études comparatives entre ces deux classes d'eaux est toute à l'avantage des dernières. Les eaux sulfureuses font disparaître peut-être plus promptement les diverses manifestations de la scrofule et surtout les dermatoses, mais modifient moins profondément la constitution. Je pourrais citer à

l'appui l'opinion de M. Durand-Fardel dont
personne ne contestera l'autorité en cette
matière. — Il dit, en effet, dans son Traité
thérapeutique des eaux minérales, en com-
parant l'action des eaux sulfureuses et des
eaux chlorurées sodiques :

« S'attaquer aux manifestations d'une dia-
» thèse ou à la diathèse elle-même, ce n'est
» pas toujours la même chose. Le traitement
» radical de la diathèse détermine des ré-
» sultats plus assurés, mais souvent moins
» rapides et moins évidents. Le traitement
» des manifestations produit des effets plus
» immédiats, plus brillants, mais moins
» profonds et moins durables. »

« Ce n'est pas que les eaux sulfureuses,
» telles qu'on les emploie, soient précisé-
» ment sans action sur l'état diathésique.
» Nous n'entendons pas déprécier cette mé-
» dication, mais la ramener à sa juste va-
» leur. »

Après avoir démontré la supériorité des
eaux chlorurées sodiques dans le traitement

de la scrofule, il me reste à chercher la place que doit occuper Saint-Nectaire parmi les stations de même nature.

Les eaux chlorurées sodiques sont classées en *faibles*, *moyennes* et *fortes*, suivant la proportion de chlorure de sodium qu'elles contiennent : faibles, lorsqu'elles en renferment 1 g. 50 et au-dessous par litre ; moyennes, de 1 gr. 50 à 3 gr., et fortes, au-dessus de 3 gr. — En se reportant aux analyses que nous avons données, on voit qu'elles sont placées sur la limite des moyennes et des fortes, les unes contenant un peu plus de 3 gr., les autres un peu moins. Au point de vue chimique, elles se trouvent en compagnie de Lamothe-les-Bains, de Niderbronn, de Bourbon-l'Archambault, de Baden-Baden, de la Bourboule, etc. Nous verrons que, sous le rapport thérapeutique, elles ne cèdent à aucune d'elles.

En outre, nous avons déjà signalé la présence d'une certaine quantité d'acide sulfhydrique, ce qui leur donne un certain rapport

avec les eaux chlorurées sodiques sulfureuses
d'Uriage et d'Aix-la-Chapelle, si justement
célèbres.

On voit, d'après ces considérations, que
Saint-Nectaire doit tenir un rang important
dans les eaux minérales. Les effets thérapeu-
tiques viennent confirmer ce que la constitution chimique permettait de prévoir. Chaque
année un grand nombre d'enfants de tous
âges viennent y améliorer leur constitution,
et s'en vont sinon guéris au moins dans un
état beaucoup plus satisfaisant, et comme une
seule saison ne suffit généralement pas à en-
lever ce vice constitutionnel, on les voit presque toujours revenir se félicitant des succès
déjà obtenus et ayant pleine confiance dans
les résultats d'une nouvelle saison.

Les enfants scrofuleux prennent l'eau en
bains et en boisson et quelquefois en douches. Ils la supportent très-bien. La fièvre
thermale qui tourmente les adultes, est presque insensible chez eux.

Est-ce l'action altérante ou l'action excitante qui agit dans la scrofule. Sans pouvoir répondre d'une façon certaine, je crois que la plus grande part d'action revient à l'action excitante. Sous son influence, en effet, on voit la nutrition et toutes les fonctions d'assimilation et de désassimilation prendre une grande activité. Nous aurons, du reste, à revenir sur ce sujet à propos des diverses formes de scrofule que nous allons passer en revue.

ÉTAT LYMPHATIQUE.

Le lymphatisme qui, comme on le sait, n'est autre chose que le premier degré de la scrofule, et qui est plutôt une simple tendance à la scrofule qu'un véritable vice constitutionnel, est caractérisé par un allanguissement des fonctions, de la nonchalance, de la pâleur, de la bouffissure et la mollesse des chairs. Il se trouve merveilleusement de l'usage des eaux de Saint-Nectaire. En quel-

ques jours des changements notables s'ac-
complissent chez l'enfant qui présente cet
état. Sortant de cette apathie qui lui était
habituelle, l'enfant semble prendre une nouvelle vie, il devient gai, pétulant même, et
tandis qu'il semblait avant redouter la fa-
tigue des jeux, on a peine maintenant à le
faire rester en place. L'appétit qui était
languissant, se relève et même s'exagère. Les
chairs se raffermissent, et, enfin, de fraîches
couleurs viennent animer son teint. Quelques jours suffisent à une transformation
aussi complète, mais il faut que le traitement soit bien dirigé, et qu'aucune impru-
dence ne vienne en entraver les effets.

ENGORGEMENTS GANGLIONNAIRES.

Dans la scrofule caractérisée, il survient
des engorgements des ganglions, et princi-
palement des ganglions du cou. — En même
temps, le tissu cellulaire environnant parti-

cipe à l'état des ganglions. Dans ces cas, l'action altérante des eaux joue un grand rôle. Elle favorise la résorption de ce double engorgement. Celui du tissu cellulaire cède le premier, laissant libres les ganglions qui ne tardent pas à disparaître également.

Elle prévient, dans ce cas, la suppuration, et évite ainsi ces cicatrices difformes et indélébiles ; de plus, par la nouvelle direction donnée à l'économie, elle empêche le retour d'un semblable péril.

Les eaux n'échouent que dans les cas de ganglions énormes, contenant le plus souvent une certaine proportion de matière tuberculeuse. La suppuration est alors la terminaison presque inévitable. Les eaux hâtent presque toujours cette terminaison, et, après l'issue de cette matière, agissent sur le reste de l'engorgement.

ABCÈS, FISTULES ET ULCÈRES.

Lorsque la scrofule n'ayant pas été traitée à son début, il est survenu à la suite de la suppuration des ganglions, des fistules ou des ulcérations, les malades se trouvent encore très-bien des eaux de Saint-Nectaire. L'excitation douce et continue produite par ces eaux, fait cesser ces suppurations interminables, et favorise le développement des bourgeons charnus. Les fistules se bouchent et les ulcères se rétrécissent et se cicatrisent.

MALADIES DES OS ET DES ARTICULATIONS.

Parmi les maladies des os qui se traitent avec le plus de succès, il faut citer les caries et nécroses avec abcès et trajets fistuleux, les osteites simples et périostites, arrivées à la période d'état. Dans ces maladies accompagnées généralement d'un engorgement cellulaire plus ou moins appréciable, on voit d'abord, et en quelques jours seulement, cet engorgement disparaître. En même temps, la suppuration fournie par les fistules, change de caractère ; de séro-purulente qu'elle était d'abord, elle devient franchement purulente, mais de bonne nature. S'il y a des séquestres, ils deviennent plus mobiles et sortent même quelquefois. Le volume de l'os diminue, les douleurs perdent de leur acuité, et, enfin, la fièvre qui tourmente la plupart de ces malades s'apaise progressivement.

On assiste ainsi à la régénération de l'os et à la guérison complète ; mais, pour arriver à cet heureux résultat, il faut quelquefois plusieurs années. Le temps nécessaire varie du reste avec la gravité de l'affection. Dans le cas que nous examinons, les eaux de Saint-Nectaire, par leur degré de minéralisation, répondent parfaitement aux indications. Les eaux chlorurées fortes sont trop excitantes et pourraient quelquefois n'être pas sans danger. Ici, rien de pareil à craindre, pourvu que

l'état aigu soit passé, que le traitement soit
attentivement surveillé. Pour ne pas dépasser
la dose d'excitation convenable, il est bon
quelquefois d'interrompre les bains un jour
ou deux. C'est le médecin qui sera juge de
l'opportunité de cette interruption.

A ces caries osseuses se rattache le Mal de
Pott. Je n'ai, pour ma part, aucun fait con-
cluant à citer, le seul malade que j'ai vu atteint de cette affection, n'ayant pas voulu
faire une saison entière, malgré une amélioration déjà très-appréciable. Mais un ancien inspecteur, très-digne de foi, m'a affirmé
y avoir vu guérir radicalement un homme
atteint de cette affection.

Il y a là une question pleine d'intérêt à
étudier, surtout en présence du peu de succès de tous les traitements employés contre
cette terrible maladie.

DERMATOSE SCROFULEUSE.

Les maladies de la peau réclament plutôt
en général l'emploi des eaux sulfureuses.
Mais lorsque l'affection cutanée est sous la
dépendance d'une constitution scrofuleuse,
il est plus utile de choisir les eaux chlorurées
sodiques qui, en même temps qu'elles guérissent la maladie locale, modifient l'état
constitutionnel et préviennent ainsi une ré-
cidive.

Quoique Saint-Nectaire n'ait point pour
spécialité les maladies de la peau, il vient
assez fréquemment des eczémas, des impé-
tigos, des psoriasis, et les malades se trouvent en général très-bien du traitement minéral.

MALADIES DES YEUX.

Avant de passer à un autre sujet, il me reste encore à parler des ophthalmies, si communes chez les enfants scrofuleux. Ces ophthalmies, par leur fréquence, devraient être placées en tête des manifestations de cette diathèse. Pour éviter des redites inutiles, j'ai cru devoir les omettre jusqu'à présent, et traiter ensemble toutes les affections de l'œil où les eaux de Saint-Nectaire jouissent de quelque efficacité.

Depuis longtemps, on avait remarqué que, sous l'influence du traitement minéral, les conjonctivites et les blépharites scrofuleuses éprouvaient, comme les autres signes diathésiques, une sensible amélioration, et l'on se contentait de ce résultat satisfaisant sans doute, mais bien loin de celui que l'on obtient aujourd'hui.

Les choses en étaient là, lorsque le docteur Gagnon, de Clermont, conseilla d'employer concurremment au traitement ordinaire, un traitement local, consistant en douches d'eau minérale. Les faits sont venus justifier ce que l'expérience de M. Gagnon lui avait fait prévoir.

Ces douches furent d'abord employées dans des maladies liées au tempérament scrofuleux, telles que la *blépharite ciliaire* et la *conjonctivite granuleuse* qu'elles modifient très-promptement. En même temps que, dans cette dernière affection, elles font disparaître les granulations, elles guérissent aussi une de leurs conséquences, le *pannus trachomateux*. De plus, les paupières perdent cette épaisseur et cette rigidité caractéristique, et les veines d'aspect variqueux qui les sillonnaient, s'effacent progressivement jusqu'à leur retour au volume normal.

Par une déduction toute naturelle, on

traita ensuite par le même procédé toutes les
ophthalmies chroniques, autres que les ophthalmies scrofuleuses ; le succès vint encore
couronner ce nouvel essai.

En dernier lieu enfin, on tenta l'expérience sur le néphélion, l'albugo et le leu-
coma. Toutes ces opacités de la cornée, quelle
que fût leur origine, se trouvèrent guéries ou
améliorées plus rapidement que par aucun
autre moyen.

On voit, d'après cet exposé rapide, combien l'inspiration fut féconde, et quel profit
il y a à tirer de cette nouvelle méthode maintenant sanctionnée par l'expérience.

Pour ces douches, je me sers exclusivement de la petite source Boette, une des plus
fortement minéralisées de Saint-Nectaire-le-
Bas. Au robinet de cette source s'adapte un
tuyau en caoutchouc muni d'un appareil
percé de un ou plusieurs trous capillaires. La
sensation, assez pénible d'abord, et surtout les
premiers jours dans les affections inflamma-
toires, est suivie d'un bien être très-marqué.

Chaque séance dure une ou deux minutes seulement.

Nous allons maintenant passer à une nouvelle diathèse qui forme, avec la scrofule, les deux principales spécialités de Saint-Nectaire.

RHUMATISMES.

Il y a dans le rhumatisme à considérer
deux variétés principales , le rhumatisme
musculaire et le rhumatisme articulaire chronique. Là aussi les eaux sulfureuses et les
eaux chlorurées-sodiques sont en présence ;
comme dans la scrofule , l'avantage est encore pour ces dernières.

Quelques médecins ont prétendu que tout
le secret de la médication du rhumatisme
consistait dans la température de l'eau et
non dans sa composition : pourquoi alors
un bain d'eau minérale est-il plus salutaire
qu'un bain d'eau douce à la même température. Pour moi , tout en conseillant, à
presque tous les rhumatisants, l'établissement Boette qui possède les bains et les douches les plus chaudes, et tenant compte,

comme on le voit, de la plus ou moins grande chaleur de l'eau, je ne puis croire que sa composition soit indifférente.

Quoi qu'il en soit, c'est dans le rhumatisme articulaire que les eaux de Saint-Nectaire nous ont paru avoir le plus d'efficacité. Peut-être est-ce une erreur de notre part, erreur du reste facile à expliquer. Dans le rhumatisme musculaire, en effet, il y a, comme symptôme à peu près unique, la douleur, symptôme très-appréciable au malade, mais frappant moins les sens du médecin que les altérations physiques qui caractérisent le rhumatisme articulaire arrivé à un certain degré.

Le rhumatisme articulaire, quelle que soit son origine, qu'il soit de nature scrofuleuse et ait des tendances à dégénérer en tumeur blanche, qu'il soit survenu à la suite d'un rhumatisme articulaire aigu ou qu'il ait débuté d'emblée d'une façon chronique, se trouve également bien du traitement minéral. On le voit peu à peu disparaître. Les

mouvements deviennent plus libres et moins
douloureux : l'articulation diminue de volume, les surfaces articulaires se rappro-
chent, la sérosité ou les fongosités de la sy-
noviale se résorbent, et enfin les craque-
ments plus ou moins rudes qui accompa-
gnent chaque mouvement font place à un
frottement insensible. Ces phénomènes s'ac-
complissent quelquefois sous les yeux du
médecin pendant le cours de la saison, mais
souvent aussi ce n'est qu'un mois et même
six semaines après, que le malade commence
à sentir le bénéfice de son séjour à la station
thermale.

Outre les variétés que je viens de citer, il
y a encore le rhumatisme goutteux qui,
comme son nom l'indique, participe à la nature des deux diathèses. Les eaux de Saint-
Nectaire le combattent aussi avec succès.

Enfin, j'ai eu occasion d'y observer quelques cas de rhumatisme noueux. On sait
combien cette affection est rebelle et avec
quelle fatalité elle suit sa marche, quelque

moyen que l'on tente pour l'arrêter. Les faits que j'ai vus ne sont pas assez nombreux et les résultats assez nets pour me permettre de formuler une opinion quelconque ; mais en présence de l'inutilité des autres traitements, il est bon, je crois, d'essayer le traitement thermal qui, au pis aller, ne peut avoir que des résultats négatifs.

Le rhumatisme musculaire ne présente de variété que quant au siége, à sa fixité, à son intensité et au tempérament de celui qui en est atteint. Plus douloureux chez les personnes nerveuses, il affecte un peu la forme de douleurs névralgiques. Chez certains malades, il y a métastase, le rhumatisme quittant un membre pour se porter sur un autre organe et spécialement sur l'estomac et les intestins. — Quelle que soit sa forme et son intensité, il réclame toujours l'emploi des eaux chlorurées sodiques. Le médecin devra régler les applications balnéaires suivant les variétés qui se présenteront à son examen. Les résultats sont plus prompts que dans le rhumatisme articulaire. Il est vrai qu'il n'y a pas de lésions organiques et que la douleur est le seul symptôme à combattre. Après trois ou quatre bains, il survient souvent un incident dont il faut que les malades soient prévenus : la douleur augmente, persiste ainsi un ou deux jours, puis diminue progressivement jusqu'à sa disparition complète.

MALADIES DU COEUR.

En général, les maladies du cœur repoussent l'emploi des eaux minérales et en sont une contre-indication formelle. Il y a cependant une restriction à faire pour les endocardites de nature rhumatismale, pourvu que les lésions ne soient pas d'ancienne date.

Plusieurs médecins, et entre autres M. Ver-

nière, ancien inspecteur de Saint-Nectaire,
a cité des cas de ce genre. « Les malades ac-
» tuellement rhumatisants, dit M. Vernière,
» avaient de l'oppression, des palpitations,
» et offraient à des degrés divers du bruit de
» souffle ou de frottement dans la région
» cardiaque. En général, cependant, les
» signes fournis par l'auscultation étaient
» plus prononcés que les troubles fonction-
» nels de la circulation elle-même. La plu-
» part de ces malades, soumis au traitement
» thermal, voyaient les palpitations, l'op-
» pression, les bruits anormaux, diminuer
» ou même disparaître assez rapidement,
» quelquefois avant l'affection articulaire
» elle-même. »

Il faut toutefois diriger le traitement avec
précaution et surveiller attentivement le
cœur, pour suspendre ou arrêter les bains,
si l'on s'aperçoit que leur action devient nui-
sible.

CHLOROSE ET ANÉMIE.

La chlorose, par l'altération du sang qui la caractérise, semblerait réclamer exclusivement l'usage des eaux ferrugineuses; il n'en est rien. Les eaux chlorurées-sodiques, les eaux sulfureuses, comptent aussi dans le traitement de cette affection. Le changement de milieu, les conditions hygiéniques plus favorables, les promenades au grand air, l'action simplement excitante des eaux agissent, dans ce cas, aussi bien que la médication purement ferrugineuse. On voit, en effet, par suite de toutes les circonstances que nous avons énumérées, toutes les fonctions s'accomplir avec une nouvelle énergie, et à mesure de leur retour à une activité normale, tous les symptômes de la chlorose, tels que, pâleur des muqueuses, palpitations, souffle dans les vaisseaux, etc., disparaître successivement.

A Saint-Nectaire, où il vient beaucoup de jeunes filles chlorotiques, deux sources ferrugineuses (la source de la Coquille et la source Rouge) aident encore à l'action des moyens déjà énoncés pour combattre cet état. C'est à elles que l'on doit une partie des beaux résultats que l'on y obtient.

Ces deux sources se prennent en boisson, à dose de deux à trois verres.

FIÈVRE INTERMITTENTE.

A la suite des fièvres intermittentes un peu prolongées, il survient une anémie particulière présentant une grande analogie avec l'anémie franche et que l'on a nommée cachexie palustre. Chez les individus qui présentent cet état, il y a de plus des engorgements de la rate et même du foie, souvent

très-volumineux. L'eau de Saint-Nectaire,
par ses propriétés reconstituantes et altérantes, convient parfaitement dans ces cas;
mais elles sont impuissantes dans la fièvre
intermittente en cours d'évolution. Ce n'est
donc que les convalescents qu'il faut y envoyer et non ceux qui ont encore des accès
réguliers.

DYSPEPSIE ET GASTRALGIE.

La dyspepsie, une des maladies les plus communes, tient à une foule de causes diverses et est guérie non-seulement par presque toutes les eaux minérales, mais encore par des moyens simplement hygiéniques, moyens qui varient du reste avec la cause de la dyspepsie.

Une énumération sommaire des principales circonstances dans lesquelles se développe cette affection, fera mieux comprendre notre pensée. Les hommes de cabinet, qui toujours adonnés à des travaux de l'esprit ne font presque aucun exercice, sont souvent sujets à des troubles de la digestion, légers d'abord, mais qui, peu à peu, deviennent plus fréquents et plus intenses et finissent par dégénérer en dyspepsie. La seule médication à employer dans ces cas est un changement de vie complet. Les voyages, l'exercice, seront donc conseillés avec succès. Sous l'influence d'un profond chagrin, de peines domestiques, la dyspepsie apparaît également. Des moyens moraux, la distraction, suffiront pour la faire cesser. Les travaux à l'aiguille, par la position gênante qu'ils donnent au corps, entravent la digestion et produisent la dyspepsie chez les couturières de profession.

Voilà quelques exemples de ce que l'on peut appeler la dyspepsie idiopathique. Dans la plupart de ces cas, comme je viens de le dire, la maladie cède à un changement de régime, à un séjour à la campagne, etc.

Les stations thermales, outre l'action particulière et très-utile des eaux, réunissent encore les conditions d'exercice, de grand air, de distractions, de voyage, que l'on doit ordonner, et sont un moyen de faire accepter des prescriptions dont la simplicité empêcherait fort souvent l'exécution.

Le médecin, dans les cas rebelles et même dans les plus simples, devra donc ordonner les eaux minérales. Saint-Nectaire voit, chaque année, venir un grand nombre de ces dyspeptiques qui s'en vont presque toujours guéris.

La chlorose qui, comme nous l'avons vu, est avantageusement traitée à Saint-Nectaire, se complique presque toujours d'un certain degré de dyspepsie. Dans ce cas, les deux maladies disparaîtront ensemble par l'effet de ces eaux.

La dyspepsie, enfin, peut être entretenue par une affection de la matrice, soit une leucorrhée, soit un ulcère, etc. Quel que soit ici le rôle de la maladie utérine, comme cause ou complication, il faut que celle-ci cesse pour obtenir une amélioration sensible des fonctions digestives. Saint-Nectaire remplit parfaitement les indications dans cette circonstance, car ainsi que nous le dirons bientôt, on emploie ses eaux avec succès dans les affections de l'utérus.

La gastralgie rentre peu dans le domaine de la médication thermale, excepté toutefois lorsqu'elle est combinée à la dyspepsie. Alors elle cède aux mêmes moyens qui agissent sur cette dernière.

MALADIES DE LA MATRICE.

Comme nous l'avons vu en traitant des effets physiologiques, les eaux de Saint-Nectaire possèdent une action spéciale sur les fonctions de l'utérus. Par leurs propriétés excitantes, elles sont emménagogues ; aussi les emploie-t-on avec avantage dans l'aménorrhée et la dysménorrhée. Souvent aussi l'aménorrhée et la dysménorrhée sont liées à la chlorose et cessent avec cette dernière maladie. Dans ce cas, les eaux de Saint-Nectaire conviennent parfaitement, puisqu'elles agissent à la fois sur la chlorose et la dysménorrhée.

Les autres affections de l'utérus sont aussi traitées à Saint-Nectaire. C'est ainsi que les leucorrhées rebelles y sont très-promptement améliorées. L'action résolutive des eaux se manifeste aussi énergiquement dans les engorgements chroniques du col ou du corps de l'utérus. On voit alors le col gros, dur, congestionné, souvent granuleux, diminuer promptement de volume, la muqueuse reprendre son aspect lisse et sa coloration normale.

Les ulcères même de la matrice guérissent souvent à Saint-Nectaire, surtout ceux qui se rencontrent chez un sujet de constitution scrofuleuse et plus ou moins liés à cette diathèse. Il est avantageux aussi que l'ulcère ait été cautérisé un certain nombre de fois. Je note ce fait sans pouvoir en donner aucune explication.

Par leur action tonique, les eaux peuvent agir aussi sur les abaissements et les versions de l'utérus.

Enfin, les eaux de Saint-Nectaire combattent la stérilité accidentelle en rétablissant les fonctions de l'utérus et en guérissant les métrites, les engorgements, les leucorrhées et autres affections qui sont des obstacles à la fécondation. C'est seulement de cette façon que l'on peut comprendre la réputation des eaux contre la stérilité. Réputation qu'elles justifient du reste parfaitement.

Au point de vue chimique et thérapeutique, il existe une très-grande analogie, ainsi que l'a parfaitement démontré M. Basset, entre les eaux de Saint-Nectaire et les eaux d'Ems, et en particulier la source dite *des Garçons*, si renommée dans les maladies de l'utérus. Cette source s'emploie uniquement en injections.

A Saint-Nectaire, la source de la Coquille est aussi employée en injections pouvant se prendre soit en dehors du bain, soit dans le bain. Cette dernière condition est très-avantageuse pour certaines personnes qui ne peuvent les supporter autrement: Ces injections sont à la fois gazeuses et liquides, et la température de la source très-convenable pour cet usage.

Il est bon, dans certains cas, de ne pas dépasser une légère excitation, il faut alors surveiller les malades toujours disposés à abu-
ser de ces injections.

HÉMIPLÉGIE.

Les eaux chlorurées-sodiques sont celles
qui conviennent le mieux dans les hémiplégies. Saint-Nectaire, au point de vue des
résultats qu'on y obtient, se place à côté de
Balaruc, de Bourbonne, de Bourbon-l'Archambault, etc. Les hémiplégies apoplecti-
ques forment la presque totalité de celles
qu'on y traite. Il faut envoyer les malades
au moment de la résorption du caillot, et,
par conséquent, lorsque les mouvements
commencent à se rétablir. Le traitement agit
dans ce cas, en activant le travail de répa-
ration de la nature. J'emploie surtout les
bains, les douches et les frictions. Les douches sont données sur les membres. Je n'ai
jamais osé, comme on le fait dans quelques

établissements, administrer les douches sur la tête.

Cette pratique me paraît dangereuse dans la plupart des cas, car l'on agit chez des malades prédisposés aux congestions cérébrales, et où la plus grande prudence me semble la meilleure ligne de conduite à suivre.

PARALYSIES.

Outre l'hémiplégie, j'ai eu occasion de voir d'autres paralysies qui, suivant leur nature, ont éprouvé différents résultats du traitement thermal.

La paralysie rhumatismale guérit bien à Saint-Nectaire. Ce que nous avons dit, à propos du rhumatisme et de toutes ses formes, devait faire prévoir le succès dans cette paralysie.

Il y a aussi la paralysie hystérique qui réclame moins souvent la médication thermale que la précédente. Dans cette variété, la guérison est bien moins certaine.

A la suite de convulsions on voit souvent survenir chez les enfants une paralysie variant beaucoup en étendue et en intensité. Quelquefois elle est complète et compliquée de contracture. Elle occupe parfois un seul membre, mais le plus ordinairement toute une moitié du corps. Dans ces cas, j'emploie les douches et les bains en les proportionnant à l'âge des enfants. Les mouvements et la sensibilité reparaissent lentement, mais d'une façon constamment progressive. L'on ne peut attribuer ce résultat au travail de la nature, sans admettre, au moins, que ce travail ne soit sollicité par l'action des eaux; puisque, ainsi que je l'ai vu quelquefois, la paralysie était stationnaire depuis six mois et même un an, et ne commençait à diminuer qu'après quelque temps de séjour à Saint-Nectaire.

NÉVRALGIES.

Les névralgies ne sont généralement pas du domaine de la médication thermale. Quelques-unes cependant par leur persistance participent, en quelque sorte, à la nature des maladies chroniques. Il en est même qui offrent des caractères douteux et que l'on peut désigner presque indifféremment névralgies ou rhumatismes. Ces affections que l'on nomme aussi quelquefois névralgies rhumatismales, se trouvent parfaitement d'un traitement minéral.

Depuis quelques années, il vient souvent à Saint-Nectaire des sciatiques qui présentent le caractère que j'indique. La douleur suit bien le trajet du nerf, mais elle s'irradie un peu dans tout le membre, et, de plus, elle ne présente presque pas d'exacerbations.

4

Elle est constamment sourde et continue. Il n'y a pas , ce qu'on a si bien nommé, ces *éclairs de douleur* spéciaux à la névralgie franche. J'emploie alors les bains et les douches sur la partie malade. Au bout de quelques douches, la douleur cesse, et souvent ne reparaît plus de plusieurs années. Ce traitement réussit aussi à achever la guérison de sciatiques déjà améliorées par d'autres moyens.

Dans la chlorose, on observe souvent des névralgies intercostales, faciales, etc. J'essaie alors les douches d'acide carbonique qui calment assez bien la douleur, je les continue concurremment au traitement minéral jusqu'à la guérison de la maladie principale.

SYPHILIS.

La syphilis exige rarement l'emploi des eaux minérales ; cependant, soit pour éprouver la guérison, soit pour remédier à certains accidents tertiaires placés en dehors de l'action du mercure et de l'iodure de potassium, il est parfois utile d'y avoir recours.

En Allemagne, on envoie souvent ces malades aux eaux chlorurées-sodiques. En France, au contraire, on emploie presque exclusivement les eaux sulfureuses.

Dans la scrofule, nous avons démontré la supériorité des eaux chlorurées-sodiques sur leurs rivales ; mais il est juste de reconnaître que, dans le cas actuel, l'avantage appartient aux eaux sulfureuses.

Les médecins français ont raison, en général, de préférer la médication sulfureuse ;

mais, dans quelques cas particuliers, les eaux
de Saint-Nectaire conviennent parfaitement.
Ce sont ceux dans lesquels la syphilis attaque
les articulations, ou se trouve compliquée de
scrofule. Les exemples heureux que j'ai vus
rentraient dans ces deux catégories, et je
dois dire que je fus surpris des résultats obtenus. On peut aussi employer l'iodure de
potassium en même temps que le traitement
minéral.

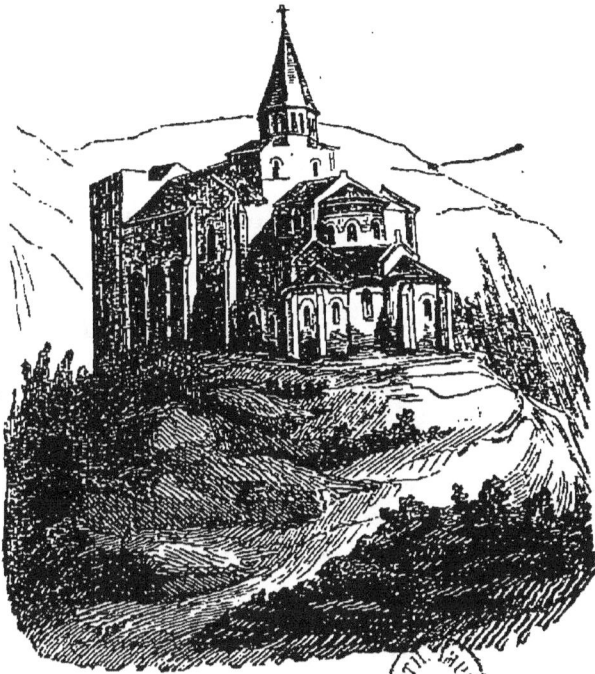

Église de Saint-Necta re

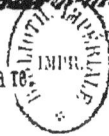

ENVIRONS DE SAINT-NECTAIRE.

Le cadre que nous nous sommes tracé ne nous permet pas de faire une description complète de toutes les curiosités diverses que l'on rencontre à Saint-Nectaire ou dans les environs. Les ouvrages de la nature et ceux de l'homme s'y disputent l'attention du touriste, et servent tour à tour de but à des promenades charmantes que font les baigneurs. Ces beautés de divers ordres, groupées autour de la station, sont placées à des distances variables, et qui permettent au malade d'essayer ses forces sans les dépasser. — Je veux simplement citer les principales en ne conservant d'autre ordre que leur éloignement de la station thermale.

D'abord un de ces curieux monuments

druidiques qui servaient aux Gaulois pour leurs sacrifices humains.

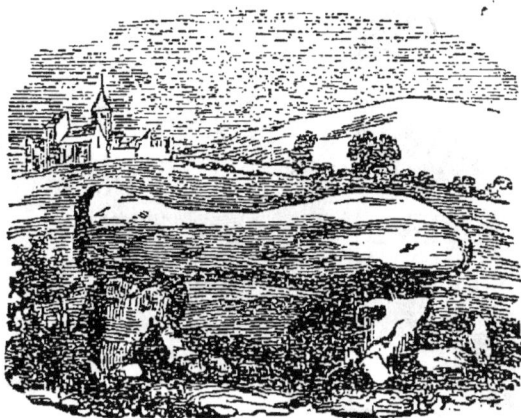

Du côté opposé, la jolie cascade qui a donné son nom au village de Saillens. On la voit parfaitement d'un pont qui semble construit exprès pour en faciliter l'observation dans ses moindres détails.

A St-Nectaire-le-Haut, on visite aussi avec intérêt les grottes du Mont-Cornador. Il y a quelques années, on voyait dans ces grottes des stalactites et des stalagmites dont quel-

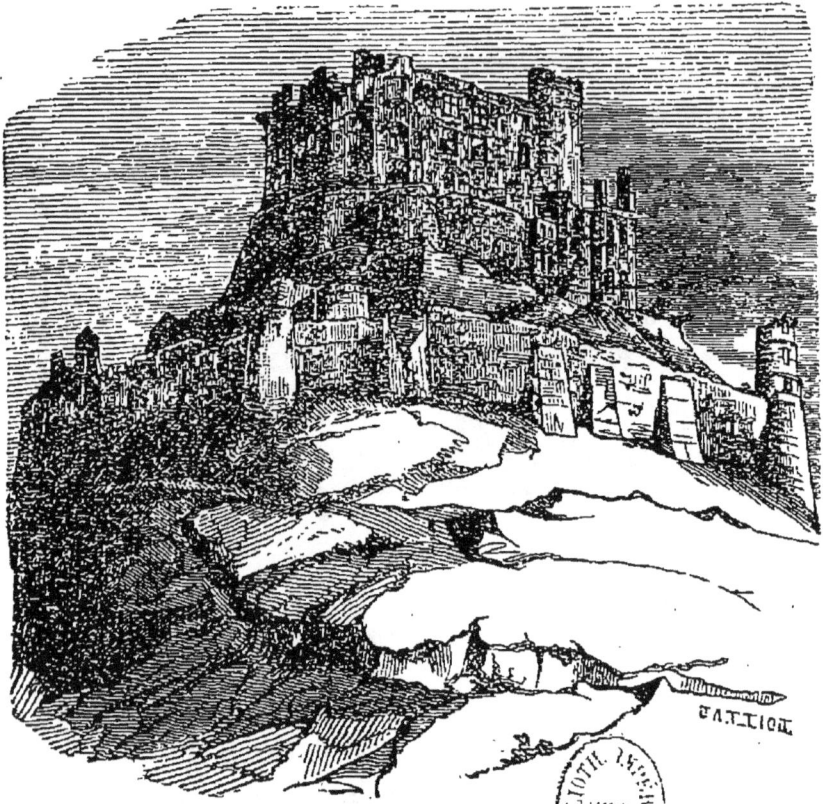

Château de Murol.

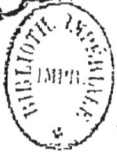

ques-unes, en se rejoignant, formaient des piliers de diverses grosseurs du plus bel effet. Sottement, à mon avis, on les a détruites en partie. Malgré cette mutilation regrettable, ces grottes sont encore fort belles.

Sur la hauteur où est bâti le village, se trouve une église datant du viiie ou ixe siècle. Cette église, classée parmi les monuments historiques d'Auvergne, est d'une très-belle architecture. L'intérieur, quoique dans un triste état, offre encore quelques débris de peinture ancienne qui nous ont paru très-précieux.

En face de cette église, mais sur une autre montagne, se remarquent deux énormes ouvertures: ce sont les grottes de Châteauneuf; au-dessus, on retrouve les vestiges d'un vieux château dont l'histoire est complétement inconnue.

En suivant un petit chemin qui contourne le puy d'Eraigne, on entre dans une vallée étroite qu'arrose la Couze. — Dans ce chemin, qui forme une promenade très-agréa-

ble, on rencontre un pont d'une construction
singulière et auquel on donne une origine ro-
maine. Plus loin, une très-jolie cascade.
Enfin, le village des Granges.

On gravit ensuite un sentier un peu ro-
cailleux, et après un quart d'heure d'une as-
cension assez pénible, on commence à entendre le bruit des cascades dites des Granges.
Le bruit augmente, on cherche, et enfin on
aperçoit deux ou trois bras de la rivière qui se
précipitent, suivant des directions diffé-
rentes, dans un goufre d'une grande profon-
deur. Le volume de l'eau, la hauteur d'où
elle tombe, et enfin la blancheur éblouissante
de cette nappe qui se détache vivement sur
le fond obscur du rocher, font de cette cascade une des plus belles de celles que l'on
peut admirer dans les environs de Saint-
Nectaire.

La route du Mont-Dore nous offre aussi
sur son parcours divers endroits où le touriste peut longuement arrêter ses regards et
qui sont dignes de toute son admiration.

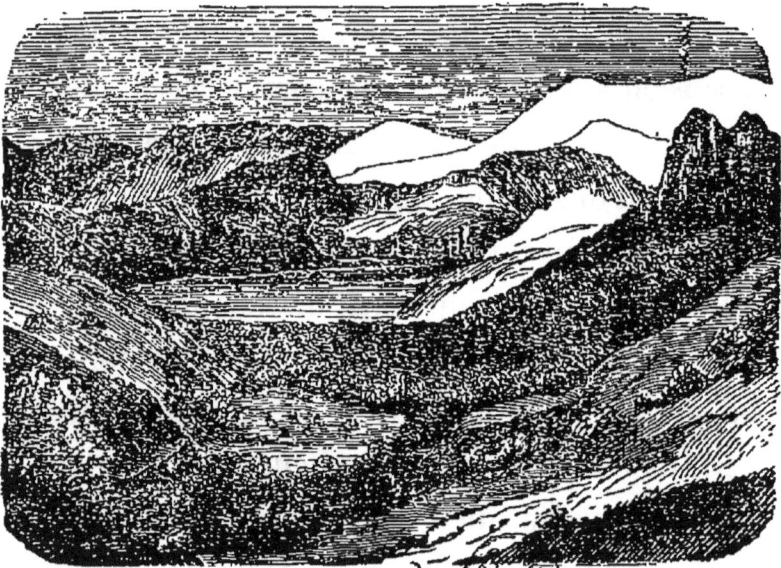

Lac Chambon.
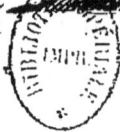

Sachat, petit bourg à peu de distance de Saint-Nectaire, ne présente de bien remarquable que de très-belles sources d'une eau claire et limpide.

Entre Sachat et Murol, se trouve une plaine parsemée de petits monticules d'origine volcanique. Les montagnes voisines présentent des amoncellements de roches basaltiques. Tout, enfin, porte l'empreinte de cette époque où l'Auvergne était couverte de volcans en pleine éruption. Un des plus importants, le Tartaret, existe, en effet, à côté de Murol, et c'est lui qui a bouleversé toute la région environnante.

En face, sur un pic complétement isolé, est bâti le château de Murol. Ce château, en partie ruiné, donne encore une très-juste idée de ce qu'étaient ces demeures fortifiées des seigneurs du moyen-âge. On y retrouve le mur d'enceinte, la cour d'honneur, le chemin de ronde crénelé et armé de meurtrières et de machicoulis. La grande tour, très-bien conservée, est surmontée d'une

terrasse d'où l'on jouit d'une vue magnifi-
que.

Les baigneurs, poussant encore plus loin
leurs excursions, vont souvent au lac Chambon goûter les plaisirs de la pêche et de la
promenade en bateau.

Là est placée la limite raisonnable des
courses que les malades peuvent faire sans
nuire au traitement qu'ils suivent à Saint-
Nectaire.

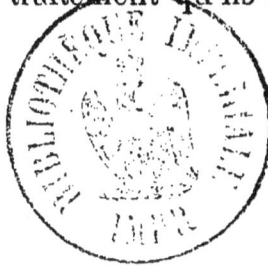

Clermont, typ. Ferd. Thibaud.

www.ingramcontent.com/pod-product-compliance
Lightning Source LLC
Chambersburg PA
CBHW050604210326
41521CB00008B/1113